Lawrence Greenman

Neurologiczna Fundacja Nieprzytomnych

Lawrence Greenman

Neurologiczna Fundacja Nieprzytomnych

i procesów wyższego myślenia

Wydawnictwo Bezkresy Wiedzy

Imprint
Any brand names and product names mentioned in this book are subject to trademark, brand or patent protection and are trademarks or registered trademarks of their respective holders. The use of brand names, product names, common names, trade names, product descriptions etc. even without a particular marking in this work is in no way to be construed to mean that such names may be regarded as unrestricted in respect of trademark and brand protection legislation and could thus be used by anyone.

Cover image: www.ingimage.com

Publisher:
Wydawnictwo Bezkresy Wiedzy
is a trademark of
International Book Market Service Ltd., member of OmniScriptum Publishing Group
17 Meldrum Street, Beau Bassin 71504, Mauritius

Printed at: see last page
ISBN: 978-620-0-81467-8

Podziękowania

Autor dziękuje swojej córce, Natashy, za jej obszerną pracę nad przygotowaniem rękopisu, a wnuczkom Natalie i Olivii za ogólną pomoc.

Dedykacja

Do mojej żony, Joanny, dzieci i wnuków.

Spis treści

Rozdział 1

Neurodevelopment: Obwody neuronowe prowadzące do wyższego myślenia

Istnieje ogromna przepaść między implikacjami tytułu tego rozdziału a skromnym tekstem mu poświęconym. Może on jedynie zbliżyć się do poziomu akceptowalności, przyznając, że jest to osobisty wybór psychiatry klinicznego z obszernej literatury przedmiotu. Zacznę od genomu.

Genom to kompletny zestaw DNA organizmu, zawierający wszystkie jego geny. Każdy genom zawiera wszystkie informacje potrzebne do budowy i utrzymania tego organizmu. U ludzi kopia całego genomu - ponad 3 miliardy par zasad DNA - zawarta jest we wszystkich komórkach, które mają jądro [1]. Kluczowym pojęciem wspierającym neurologiczne podstawy procesów nieświadomych i wyższego myślenia jest to, że składniki genomu znajdują się na mechanizmach receptorowych komórek centralnego układu nerwowego (OUN), autonomicznego układu nerwowego (ANS) i obwodowego układu nerwowego (PNS). Elementalny potencjał zmienności leży w samym genie. Zgodnie z projektem Encode" nie tylko gen, ale jego sieć sprawia, że gen jest dynamiczny... czynniki transkrypcyjne - specjalne geny, które mogą jednocześnie aktywować lub wyciszać tysiące genów, które są połączone ze sobą w sposób hierarchiczny [2]. Edelman stwierdza: "Mózg jest przykładem systemu samoorganizującego się... Neurony rozszerzają proces rozgałęzienia... Rozgałęzienie to generuje dużą zmienność w schematach połączeń jednostki, co tworzy ogromny, zróżnicowany repertuar obwodów nerwowych. Następnie neurony te wzmacniają lub osłabiają swoje połączenia zgodnie z ich wzorcem aktywności elektrycznej. Neurony, które wystrzeliwują razem przewody. W rezultacie neurony tworzą się w grupach w koordynacji z innymi grupami... Zmiany zachodzą pomiędzy grupami, które są funkcjonalne, a nie anatomiczne i są zintegrowane i zmapowane w mózgu. Na przykład korty czołowe z ich połączeniem z układem limbicznym, w tym hipokampem, nawiązują relacje z obszarami emocjonalnymi mózgu"[3]. Związki te są powszechnie uważane za związane z imperatywami ewolucyjnymi, tzw. popędami instynktownymi związanymi z przetrwaniem (agresywnymi) i rozmnażaniem się gatunku ludzkiego (seksualnymi). Rozwój postępuje w synchronizacji z archaicznym zróżnicowaniem umysłu i transorganicznym, wszystkie monitorowane przez organy zmysłów postrzegania zdarzeń wewnętrznych i zewnętrznych.

Nabywanie mowy i języka jest unikalne dla gatunku ludzkiego. W miarę rozwoju jednostki, grupy neuronów biorących udział w komunikacji powstają w obrębie układów nerwowych, w tym w umyśle archaicznym. Chciałbym ponownie podkreślić, że neurony rozwijają się w obrębie układów nerwowych jednocześnie z każdym układem narządów ciała i stanowią wkład do stale rozwijającego się umysłu archaicznego w odpowiedzi na złożone wewnętrzne i zewnętrzne zdarzenia kierowane przez organy zmysłów. Wydarzenia te są epigenetyczne i ciągłe. Liniami łączącymi są geny kandydujące reprezentowane w każdej błonie komórkowej całego układu nerwowego.

Naukowcy odnieśli się do zdolności umysłu ludzkiego do wykorzystywania przeszłych i obecnych informacji w celu planowania i przystosowania się do możliwej przyszłości. Procesami determinującymi wyższe myślenie jest w większości przypadków przyswajanie mowy i języka. Polega ona na pamięci, abstrakcji oraz wykorzystaniu metafor i porównań. Damasio tworzy przestrzeń obrazową, w której pamięci dyspozycyjne mogą być w przybliżeniu zreorganizowane w pamięci. Proponuje, aby dyspozycje odbywały się w zespołach neuronowych zwanych "strefami konwersji". Strefy konwersji są hipotetycznie, aby składać się z zewnętrznego zespołu neuronów, który reprezentuje korowych i podkorowych regionów mózgu uczestniczących w akcie postrzegania i reagowania na obrazy mózgu i obiektów zewnętrznych. Charakterystyczne ludzkie funkcje poznawcze są podatne na uszkodzenia z poszczególnych zdarzeń życiowych, takich jak interweniujące urazy mózgu i spektrum zaburzeń medycznych, jak również zmienne stopnie degradacji związane z procesem starzenia się. Dojrzewanie zdolności somatycznych, emocjonalnych i psychicznych wydają się być odwrócone w deficytów obserwowanych w degeneracyjnych stadiach choroby Alzheimera i innych demencji. Przejawia się to najpierw w upośledzeniu pamięci, następnie w dyskontroli behawioralnej, niestabilności emocjonalnej, a w końcu w upośledzeniach nerwowo-mięśniowych [4].

Kandal stwierdził w 1988 roku, 1) "Geny i białka determinują połączenia nerwowe i 2) doświadczenie, w tym psychoterapia, zmienia ekspresję genów...sieciowe schematy hierarchicznej organizacji w mózgu ustąpiły miejsca dynamicznym modelom aktywności neuronów, obejmującym liczne nawracające połączenia pomiędzy regionami mózgu i subtelne zmiany czasowe i stanowe, które zostały hipotetycznie uznane za podstawę funkcji psychicznej. Informacje przenoszone przez gen są określane przez zespół łańcucha białkowego (w modelu podwójnej helisy odkrytym przez Watsona i Cricka). Sekwencja aminokwasów w białku określa, jak łańcuch się składa, a zatem jak zakłada trójwymiarową strukturę niezbędną do aktywności biologicznej. Wewnętrzne i zewnętrzne etapy stymulacji w rozwoju mózgu, hormony, stres, uczenie się i interakcje społeczne zmieniają aspekty regulacji genów"[5]. Należy pamiętać, że podstawową zasadą ekspresji genów są błony komórkowe wszystkich układów narządowych. Równie ważne jest uznanie, że wszystkie te elementy są modulowane przez narządy zmysłów i archaiczny umysł rozwijający podstawy procesów nieświadomych. Kandal argumentuje, że "w przypadku świadomości trudno sobie wyobrazić jakiekolwiek rozwiązanie, które nie wymagałoby również zrozumienia dużych sieci neuronowych będących podstawą poznania, działań i emocji" [6]. W komentarzu Hymena stwierdza, że implikacją dla psychiatrii w pracy Kandalsa i innych, którzy pracowali w plastyczności mózgu jest to, że doświadczenie życiowe i rzeczywiście wszystkie rodzaje uczenia się, w tym psychoterapia, wpływają na myślenie, emocje i zachowanie poprzez modyfikację połączeń synaptycznych w poszczególnych obwodach mózgu. Co więcej, jak wykazali naukowcy, obwody są kształtowane przez całe życie przez wiele złożonych czynników interakcji, w tym geny, choroby, urazy, doświadczenia, kontekst i przypadek" [7]. Hymen opisuje neurobiologię uzależnień, która jego zdaniem może służyć jako model plastyczności mózgu w odniesieniu do czynników przyjemności emocjonalnej. Jego model polega na przepisywaniu kwasu rybonukleinowego posłańca przez okres kilku miesięcy [8].

Pomimo wykładniczego poszerzania wiedzy pochodzącej z wieloletnich badań naukowych, laboratoryjnych i klinicznych w dziedzinie psychiatrii biologicznej, teoria unifikująca wymyka się najlepszym naukowym umysłom. Istniało wiele szkół psychiatrii i psychologii: Jaźń psychologia, Jungian, Kleinian, itp. Obecna metoda terapeutyczna, którą widzę najczęściej preferuje podejście kognitywne charakteryzujące się mniej lub bardziej dyrektywnymi instrukcjami dla pacjenta, skupiając się na tu i teraz z ustaleniem celów i zadań. Nie mam wielkiej nadziei, że teoria ludzkiego zachowania i procesów wyższego myślenia wyłoni się z tych technik terapeutycznych, użytecznych i praktycznych, jak mogą one być dla zdecydowanej większości pacjentów.

Nie istnieje żaden model zwierzęcy dla myślenia wyższego rzędu, sprzecznych emocji i zachowań u ludzi. Dla badania takich obszarów znaczenie instrumentu ludzkiego w osobie terapeuty wchodzącego w interakcję z innym człowiekiem w klinicznej dyacie przy użyciu mowy i języka ma szczególną wartość. W swojej najbardziej intensywnej formie, psychoanaliza jest nie tylko specjalną terapią, ale także sposobem badania i uzasadnia włączenie do szerokiego przedsięwzięcia neuronaukowego, odnoszącego się do zagadnień związanych z umysłem i ciałem, co jest istotne. To przyniosło więcej wiedzy i zrozumienia na temat ludzkiego myślenia, motywacji i zachowania niż wszystkie dane i teorie neurobiologiczne razem wzięte.

Dowodem na popularność teorii psychoanalitycznej jest jej zdolność do wyjaśniania ludzkich zachowań i mechanizmów psychicznych w warunkach klinicznych i w życiu codziennym. Ten rodzaj dowodów jest co najmniej, jeśli nie ważniejszy, niż "oparte na dowodach" psychologiczne skale oceniania wykonywane okresowo na badanych w regularnych odstępach czasu. Oceny te są powtarzane w odstępach czasu w trakcie badań nad lekami psychotropowymi, a następnie opracowywane statystycznie. Niewiele uwagi poświęca się skutkom zdarzeń życiowych, które występują u badanych w ciągu tygodni lub miesięcy badanego okresu. Istnieje ogólna zgoda co do tego, że różne skale mają niewielką przewidywalną wartość w przebiegu przewlekłej choroby psychicznej.

Rozdział 2

Freud i Einstein

Czego oczekuje się od teorii, która obejmuje obserwowalne zachowania ludzkości? Zasadniczo, czegoś nie różniącego się od jakiejkolwiek innej teorii. Albert Einstein w swojej autobiografii napisanej w wieku 67 lat określił swoje kryteria dla użytecznej teorii. "Teoria jest tym bardziej imponująca, im większa jest prostota jej przesłanki, im więcej rodzajów rzeczy się do niej odnosi i im bardziej rozszerzony jest obszar możliwości zastosowania" [9]. Praca Einsteina nad Ogólną Teorią Względności została opisana jako największy wysiłek intelektualny każdego pojedynczego ludzkiego mózgu. Sprawdzona teoria powinna zatem obejmować i odpowiadać za najszerszy zakres ludzkich zachowań, normalnych i nienormalnych, powołując się na pewne specyficzne cechy dziedziny psychologii/psychiatrii:

Rozwój dziecka
Normalna psychologia
Osobowość, Charakter
Nastrój i efekt
Sny
Sztuka i kultura
Seksualność i agresywność
Społeczeństwo i cywilizacje
Zachowanie i idee

Problemy z obrazem ciała, somatyzacja

Uzależnienia

Prawo i psychiatria

Zmiany objawów klinicznych i zachowania

Zaburzenia psychiatryczne

Sama teoria jest formułowana przez proces myślenia, który jest zasadniczo psychologiczny. Charles Brenner definiuje myślenie jako "jeden z aspektów funkcjonowania mózgu" [10]. Funkcjonalny proces myślenia został opisany przez Einsteina "Czym dokładnie jest myślenie? Kiedy na odbiorze wrażeń zmysłowych, wyłaniają się obrazy pamięci, to też jeszcze nie jest myślenie". A kiedy takie obrazy tworzą sekwencje, każdy członek, który wzywa innego, to również nie jest jeszcze "myślenie". Kiedy jednak pewien obraz pojawia się w wielu takich sekwencjach, to właśnie przez taki powrót - staje się on elementem organizującym takie sekwencje, w tym sensie, że łączy sekwencje same w sobie niepowiązane ze sobą. Taki element staje się narzędziem, pojęciem. Myślę, że przejście od wolnych skojarzeń lub "marzeń" do myślenia charakteryzuje się mniej lub bardziej znaczącą rolą "koncepcji". W żadnym wypadku nie trzeba być przywiązanym do czuciowo rozpoznawalnego i odtwarzalnego znaku (słowa), ale kiedy tak się dzieje, myślenie staje się tym samym zdolne do komunikowania się... Nie mam wątpliwości, że nasze myślenie w przeważającej części odbywa się bez użycia znaków (słów), a poza tym w znacznym stopniu nieświadomie" [11]. Einstein uważał, że elementy jego procesu myślenia są wizualne i muskularne. Freud z uwagą przyjrzał się dokonanej przez wielu artystów interpretacji wielkiego posągu Mojżesza Anioła Michała, który trzyma w ręku Tablice Prawa - Dziesięć Przykazań, gdy patrzył na ludzi czczących Złote Cielę. Freud spędził całe dnie obserwując posąg w Rzymie. Następnie opisał obszerne szczegóły, które doprowadziły do jego ostatecznej interpretacji. "Olbrzymia rama z jej ogromną (muskularną) siłą fizyczną staje się jedynie konkretnym wyrazem najwyższego osiągnięcia umysłowego, jakie jest możliwe w człowieku, udanej walki z wewnętrzną pasją dla sprawy, której się poświęcił" [12].

Interesujące jest to, że jeden z największych naukowców, jakich kiedykolwiek znał świat, rozpoznał nieświadome determinanty procesu myślenia. Proces myślenia został zbadany przez specjalną dziedzinę psychologii, psychoanalizy. W swojej książce historycznej "Interpretacja snów" Zygmunt Freud wyjaśnił większość zawiłości myślenia procesowego, szczególnie w rozdziałach 6 i 7 [13].

Mimo że mało prawdopodobne jest połączenie w pary dyskursu psychologicznego, Freud i Einstein współpracowali przy badaniu nieświadomych czynników krytycznych dla cywilizacji. Freud i Einstein spotkali się w 1923 roku w domu najmłodszego syna Freuda w Berlinie. W liście do kolegium Freud opisał Einsteina jako "Przyjaznego i wesołego, wiedzącego tyle samo o psychologii co o fizyce". Nie do końca tak, jak by to później ilustrowała korespondencja między tymi dwoma wielkimi ludźmi. W 1932 r. Międzynarodowy Instytut Współpracy Intelektualnej i Liga Narodów zaprosiły Einsteina do wybrania tematu "Obliczone dla wspólnych interesów" i do korespondencji z wybraną przez siebie osobą. Einstein wybrał temat wojny z Freudem jako swoim uczestniczącym korespondentem. Wymiana listów została opublikowana w Standardowym Wydaniu zatytułowanym "Dlaczego wojna". Obaj mieli się zgodzić, że nadzieja na powstrzymanie wojny leży w ewolucji ponadnarodowej jednostki, czegoś w rodzaju ONZ. Einstein opisał swoje rozumienie odpowiedniej psychologii i po przeczytaniu listu Einsteina, Freud odpowiedział: "Wyciągnąłeś wiatr z moich żagli. Chętnie pójdę za tobą i zadowolę się potwierdzeniem wszystkiego, co powiedziałeś, wzmacniając to według mojej najlepszej wiedzy - lub przypuszczeń [14]. Freud stał się więc świadomy wspólnego uznania centralnej roli psychologii, włączając w to nieświadomy wymiar w określaniu biegu wydarzeń ludzkich.

Dwaj historyczni bohaterowie, Freud i Einstein, oczywiście zbudowali swoje teorie na podstawie dzieł swoich poprzedników, ale ich teorie były wynikiem ich indywidualnych wysiłków i procesów myślenia. Są historie opowiadane o Einsteinie wskazujące na jego pióro, gdy zapytano go o jego "laboratorium". Kanapa Freuda jest również określana jako jego laboratorium. Przypadkowo pióro Freuda zostało użyte do pisania rękopisów; nie pisał na maszynie.

Nie brakowało krytyków i przeciwników tych dwóch najważniejszych myślicieli. Freud pisał: "Niektórzy przeciwnicy psychoanalizy mają w zwyczaju przypominać, że przecież sztuka psychoanalizy nie została wymyślona przeze mnie, lecz przez Breuera... Nigdy nie słyszałem, by wielki udział Breuera w psychoanalizie zapracował mu na proporcjonalną miarę krytyki i nadużyć" [15]. Stu niemieckich naukowców napisało książkę, która na sto różnych sposobów przeklinała Einsteina i jego teorie. Einstein "był wściekle rozbawiony próbą zatopienia relatywności przez wagę liczb. Jak powiedział, gdyby się mylił, tylko jeden z właściwych pomysłów mógłby zrobić tę sztuczkę" [16]. W swojej korespondencji Freud wspomniał, że Einstein miał szczęście. Einstein zapytał, dlaczego, a Freud odpowiedział: "Bo możesz pracować na fizyce matematycznej, a nie na psychologii, gdzie każdy myśli, że może mieć coś do powiedzenia" [17].

Istnieje wiele współczesnych szkół psychologicznych. Nie należy zapominać o Teorii uczenia się i jej elementach składowych warunkujących respondenta i działania, których wspólnym celem jest umożliwienie jednostce uczenia się bardziej adaptacyjnych zachowań radzenia sobie. Pomimo rozpoznania elementów i przesłanek innych różnych orientacji, w których wyznawcy znajdują podstawy do zrozumienia i leczenia zaburzeń psychicznych, chciałbym skupić się na teorii psychoanalitycznej, która nie tylko służy jako metoda leczenia, ale przede wszystkim jest najbardziej produktywną i skuteczną metodą badania psychiki człowieka. Jest ona istotna w leczeniu klinicznym, ponieważ obejmuje czynniki rodzinne, społeczne, interpersonalne i środowiskowe, które mogą być uwzględnione w koncepcjach psychoanalitycznych. To, niestety, nie jest łatwo rozpoznawalne. Praca Freuda [18] na temat Rewizji Teorii Snu zawiera komentarz, że stopień akceptacji teorii snu daje mu "mało powodów do zadowolenia przez wielu psychiatrów i psychoterapeutów, którzy podgrzewają swój garnek zupy na naszym ogniu (nawiasem mówiąc, nie będąc bardzo wdzięcznym za naszą gościnność)" [18]. Jak zauważył Freud, "Żaden krytyk... nie dostrzega wyraźniej niż ja dysproporcji między problemami a moimi rozwiązaniami... Zostawiam im tylko oparcie; nie zaprowadziłem ich na szczyt górski, z którego nie mogą się wspiąć wyżej" [19]. W 1932 roku Freud napisał,

" Żaden z czytelników relacji z astronomii nie będzie czuł się rozczarowany i pogardy dla nauki, jeśli zostaną mu pokazane granice, na których nasza wiedza o wszechświecie topi się w zamgleniu. Tylko w psychologii jest inaczej" [20].

MODEL PSYCHOANALITYCZNY

Jedyny twórca psychoanalizy początkowo zaproponował topograficzny model umysłu. Opisał on nieświadomą warstwę biologiczną (tj. etapy rozwoju jamy ustnej, odbytu i narządów płciowych) oraz popędy/instynkty, które działały na zasadzie przyjemności/nieprzyjemności i umysł archaiczny, charakteryzujący się m.in. myśleniem procesowym pierwotnym. Druga warstwa wstępna obejmowała wspomnienia, które mogą być przywołane do świadomości oraz trzeci poziom świadomy, który oddziaływał na świat zewnętrzny. Obrona miała być uruchamiana nieświadomie i automatycznie w odpowiedzi na niedopuszczalne popędy, które emanowały z pochodnych popędu. W tamtym czasie w teatrze psychologicznym dominował popęd libido, po którym wkrótce nastąpił popęd agresywny - koncepcja podwójnego instynktu. Kiedy okazało się, że dynamika intrapsychiczna obejmuje siły antyinktualne (obronne), które są niedostępne dla świadomości, trudno było utrzymać model topograficzny. Niemożność rozliczenia się z tłumionego konfliktu popędowego zmusiła Freuda do ponownego przemyślenia swojego myślenia. Na przykład, nieświadoma potrzeba ukarania przeciwnika zaporowego życzenia może zostać stłumiona w taki sam sposób, jak samo życzenie. Zwiększone doświadczenie i analiza prezentacji klinicznych jego pacjentów doprowadziły Freuda do rozwoju

Teorii Strukturalnej, która definiuje funkcjonalne jednostki umysłu. Nie obejmuje ona zlokalizowanych struktur anatomicznych.

To nic innego, jak teoria strukturalna Freuda, która pasuje do kryteriów Einsteina dla ważnej teorii. Id, Ego i Superego to funkcjonalne koncepcje aparatu psychicznego, który radzi sobie z biologicznie opartymi na libidinalnym i agresywnym popędami w wymiarze świadomym i nieświadomym. To, moim zdaniem, spełnia kryteria Einsteina "Prostota przesłanki, im więcej rzeczy dotyczy, i tym bardziej rozszerzone są jego obszary zastosowania".

Freudowskie spojrzenie na patogenezę przypisuje długi okres uzależnienia od dzieciństwa, w tym niedojrzałość fizyczną układu nerwowo-mięśniowego po urodzeniu - mielenie się układu nerwowego jest zakończone dopiero kilka miesięcy po urodzeniu - a dynamiczny wpływ popędów instynktownych są trwałymi czynnikami, które znajdują ostateczną ekspresję w zespołach klinicznych. Dr Allen Stone zrecenzował "The Three Essays on the Theory of Sexuality" (1905) autorstwa Freuda w wydaniu American Journal of Psychiatry, grudzień 1991. "Ta książka... zmieniła sposób myślenia zachodniego świata o ludzkiej seksualności". Obecnie jest ona prawie całkowicie zaniedbywana przez psychiatrów... Wersje "Bowdlerized" drobnych punktów stały się przedmiotem konkurencyjnych interpretacji wąskich specjalistów... ale świeża lektura The Three Essays ma wiele do nauczenia współczesnych psychiatrów...., których nie znam z żadnej innej pracy z psychologii tak potężnej, tak jasnej i tak natychmiast przekonującej" [21]. Opisany później agresywny popęd, który zawarty jest w teorii podwójnego instynktu, nie może być już dłużej pomijany jako elementarna siła w konfliktach dręczących ludzkość.

W późniejszych latach Einstein poświęcił się rozwojowi jednolitej teorii pola fizyki, która mu się wymykała. Freud napisał w 1900 r. list do Wilhelma Fliessa i stwierdził: "Wielkie problemy są nadal nierozwiązane. Jest to piekło intelektualne, warstwa po warstwie, w którym wszystko lśni i pulsuje, a w jego najciemniejszym centrum widać zarys pancerza Lucyfera" [22]. Zaryzykowałbym przypuszczenie, że Freud zbliżał się do swojej koncepcji kompleksu edypalnego z jego tematami seksu i morderstwa.

Współczesna myśl psychoanalityczna po Brennerze umieszcza w centrum etapu psychoanalitycznego wszechobecne psychiczne zjawisko powstawania konfliktów i kompromisów [23]. Jest to zapośredniczona przez ego funkcjonalna mieszanka Id, Ego i SuperEgo, ponieważ pochodne podwójnego napędu rozgrywają się w zbieżnych nieświadomych i świadomych wymiarach. Psychiczny wynik tych mediacji wynikają w formacje kompromisowe, które są wyrażone w zachowaniu, mentalności, afekty, nastroje i komunikacji werbalnej. Gatunek ludzki ma linie rozwoju w połączeniu z, motoryki, sensorycznej i psychicznej interakcji, w tym fantazji. Długi okres zależności dzieciństwa od rodziców / opiekunów koniecznie zawiera te podstawowe dane w neuropsychologicznym rozwoju jednostek. Damasio stwierdza, że "emocje wpływają również na sposób działania wielu obwodów mózgowych; różnorodność reakcji emocjonalnych jest zarówno odpowiedzialne za zmiany zarówno w krajobrazie ciała i mózgu" [24]. Dodam, że myśl i działanie są ugruntowane w sieciach neurologicznych poprzez komunikację międzykomórkową i transorganiczną. Mechanizmy łączące są propagowane przez receptory genowe kandydata w błonach komórek nerwowych centralnych, autonomicznych i obwodowych składników układu nerwowego równolegle z rozwijającym się umysłem. Zgodnie z teorią strukturalną nieświadome i świadome procesy łączą się w różnych proporcjach, które określają wynik myśli, uczuć, emocji i działań odpowiadających na zewnętrzne i wewnętrzne postrzeganie. Sieci neuronowe mają drogi do tzw. centrów hedonicznych w środkowej części mózgu z projekcjami do kory mózgowej. Funkcjonalne działania płatów czołowych dostarczają zasobów poznawczych dla wyższego myślenia z trwałym wpływem dynamicznej, funkcjonalnej nieświadomości.

Rozdział 3

Neurologiczna Fundacja Procesów Nieprzytomnych

W tym momencie można by zadać sobie pytanie, czym dokładnie jest układ nerwowy nieświadomych procesów? Odpowiedź jest taka, że jest on wbudowany w czynności funkcjonalne OUN, ANS i PNS w synchronizacji z archaiczną i bieżącą aktywnością umysłową. Genomowe geny kandydackie błon neuronowych w układach panneurowych są łącznikami. Repozytorium umysłu archaicznego nadal reaguje na bodźce wewnętrzne i świat zewnętrzny modulowany przez ewoluujące zdolności poznawcze, depozyty pamięci i fantazji. Zarówno teoria strukturalna, jak i procesy nieświadome są funkcjonalnymi, dynamicznymi bytami, które napędzają procesy neuropsychologiczne. Umysł i ciało są jednym i tym samym. Narracja ta zapewnia elastyczność i zdolność adaptacji do radzenia sobie z przeszłością, teraźniejszością oraz do wyobrażania sobie możliwych przyszłych planów i ewentualnych sytuacji awaryjnych.

Innym pytaniem, które wymaga odpowiedzi, jest: skąd wiadomo, że jest tam osoba nieprzytomna? Fenichel stwierdził: "Sugestia pohipnotyczna wskazuje na istnienie na naszych oczach nieświadomości psychicznej. Zapomnienie nazwy sprawia, że czujemy ją subiektywnie. Człowiek zna nazwę, a mimo to nie zna jej (świadomie)" [25]. Sam Freud wierzył, że poślizgnięcie się języka jest prostym sposobem na zilustrowanie nieświadomego konfliktu psychicznego. Moja własna obserwacja jest taka, że prawie każdy staje się natychmiastowym, przemijającym

Freudem, kiedy jest wystawiony na poślizg języka, który ma seksualne konotacje. Listę parapraksów można znaleźć w sekcji indeksującej książki Freuda "Psychopatologia życia codziennego" [26].

Istnieje trajektoria od neurozwoju OUN, ANS i PNS, a archaiczny umysł z nabyciem mowy i języka poprzez procesy nieświadome do wyższego myślenia. Różne stopnie uczestnictwa procesów nieświadomych wraz z rozwojem neurologicznym w miarę jak każdy człowiek doświadcza aktywności umysłowej w związku z postrzeganymi zdarzeniami i sytuacjami zewnętrznymi. W podstawowych reakcjach na walkę lub ucieczkę za pośrednictwem neuroprzekaźników nie ma kłótni o alternatywne poglądy lub interpretacje wspomnień ukrytych, wyraźnych, hormonalnych uwolnień (kortyzol), pan-neurologicznych układów, aktywności trans-narządowej lub nieświadomych/świadomych postrzegań. Klinicznie, zespół stresu pourazowego służy jako przykład obrazu przeplatającego się z różnymi układami narządów, objawów somatycznych, zarówno motorycznych i autonomicznych, jak i zmian w zachowaniu.Ostry epizod może być wywołany przez różne bodźce zmysłowe, takie jak, wizualne, słuchowe, węchowe i inne, które mogły być związane z doświadczonym urazem. "Neurony, które wystrzeliwują razem, drutują razem", jak powiedział Edelman, i mogą być odpowiednio przedłużone w trakcie doświadczeń życiowych.

Nieświadome procesy funkcjonalne obejmują wspomnienia proceduralne tworzone przez obwody neuronowe, które umożliwiają jazdę na rowerze, jazdę samochodem lub pływanie bez konieczności świadomego zastanawiania się nad nimi. Z drugiej strony nieświadome procesy funkcjonalne obejmują agregat wspomnień, które mają powiązania z ośrodkami emocjonalnymi mózgu i są dalej przetwarzane funkcjonalnie w korze mózgowej, zwłaszcza płatów czołowych dla myślenia poznawczego, wyższego.

Psychiatria w ostatnich dekadach nie wykazywała dużego zainteresowania tworzeniem się objawów. Nacisk położono raczej na opisanie objawów w DIAGNOSTYCZNYM I STATYSTYCZNYM RĘCZNIKU DYSPOZYCJI MENTALICZNYCH DSM-V [27] - wyjątek dla tzw. zaburzeń organicznych, takich jak nowotwory, procesy zwyrodnieniowe, toksyczności i infekcje. To lekceważenie etiologii objawów w powszechnych zaburzeniach psychicznych, które występują w miejscach klinicznych, stoi w sprzeczności z zaszczytną w historii medycyny zasadą określania przyczyny choroby. Uważam, że zaniedbanie procesów nieświadomych jest zasadniczo związane z zaniedbaniem badania czynników psychodynamicznych związanych z powstawaniem objawów.

Istnieje historia badań psychologicznych i biologicznych poszukujących jednej etiologii zaburzeń psychicznych. Zdecydowana większość chorób psychicznych jest jednak wynikiem wielu, różnorodnych i złożonych uwarunkowań opisanych w modelu biopsychospołecznym. Dążenie do patogenezy chorób psychicznych trwa od ponad wieku. Fromm -Reichmann pisał o roli schizofrenicznej matki, Bates et.al rozwinął "hipotezę podwójnej więzi", która dotyczyła specyficznego rodzaju problemu komunikacyjnego przez ważnego członka rodziny, zazwyczaj rodzica.

Psychoanalitycy wymyślili sceny pierwotne, przedwczesne podniecenie seksualne, niepokój kastracyjny, nieodpowiednie matki, przytłaczający ojcowie, represjonowani, zakazane popędy seksualne i/lub agresywne odegrane intrapsychicznie na rodzicach lub rodzeństwie.

Ponadto psychiatria biologiczna wraz z agregacją różnych dyscyplin znanych jako neurobiologia zbadała wiele dróg i zdominowała dziedzinę psychiatrii, głównie w ośrodkach akademickich. Ci z nas, którzy są zawodowo zainteresowani neurobiologią powinni, jak sądzę, właściwie ocenić i krytycznie ocenić wyniki, opinie i hipotezy opublikowanych badaczy akademickich. W tym celu, chciałbym rozważyć kilka przykładów badań w celu określenia biologicznego markera zaburzeń psychicznych. Zacytuję wniosek autora, gdy jest to praktyczne w celu uniknięcia niezamierzonych zniekształceń.

A. Badania, w których próbowano znaleźć marker biologiczny w moczu, krwi lub śladach elektrycznych mózgu.

Siegle i Tefft dokonali przeglądu ponad pięćdziesięciu prac, w których badano "różową plamkę" w moczu schizofreników z technologią chromatoforową [28]. Według Stabenau, Creveling i Daily różowa plama w moczu pochodziła z herbaty pospolitej [29].

Heath, Guschwan i Coffey badali immunoglobulinę (IgG) w krwiobiegu chorych na schizofrenię. Autorzy doszli do wniosku, że "na tym etapie naszych badań wiele zmiennych uniemożliwia nam udowodnienie, że schizofrenia jest prawdopodobnie pojedynczą jednostką chorobową" [30].

Inne podejście obejmuje EEG i komputerowe EEG śledzenia pacjentów schizofrenicznych. Ogniskowe ślady EEG chorych na schizofrenię były badane w celu wykrycia specyfiki śladow, które odróżniałyby te pierwsze od niechorobowych pacjentów. Ogniskowe zmiany EEG indukowane przez ciała antyseptyczne były oceniane przez Garey'a, Heath'a i Harpera, przewlekłą schizofrenię u 100 chorych w porównaniu ze 100 pasującymi do nich ochotnikami [31]. Wyniki badania pozostają jednak niejednoznaczne. Itil, et.al posunęli się do sugestii, że "komputerowe EEG może być pomocne w wyborze najlepszego leku dla danego pacjenta... i może pomóc w monitorowaniu leczenia i dobowego dawkowania" [32]. Leczenie to pozostało jednak na uboczu z powodu braku potwierdzonych zależności klinicznych. Fleming dokonał przeglądu badań nad REM (Rapid eye movement) i brakiem REM w czasie snu u chorych psychiatrycznych i doszedł do wniosku, że "żadna pojedyncza zmienna snu, zwłaszcza opóźnienie REM, nie jest wystarczająco wrażliwa ani specyficzna dla rozpoznania jakiegokolwiek zaburzenia psychiatrycznego, zwłaszcza depresji" [33].

B. Badania próbujące ocenić metabolity, hormony i neurotransmitery w poszukiwaniu markerów biologicznych.

Związek między dystymią a dwoma rzekomymi markerami biologicznymi choroby afektywnej zbadali Ravindran i wsp. [34]. Płytkowy test supresji monoaminooksydazy i deksametazonu zawierał hipotetyczne korelacje biochemiczne odpowiedzi terapeutycznej fluoksetyny u chorych z dystymią. Wyniki badań potwierdzają pogląd, że istnieje biologiczny substrat dla niektórych podgrup dystymii, który może obejmować oś podwzgórze-przysadka-nadnercza (hypothalamic --pituitary- adrenal) i układy serotoninergiczne". Skok od ustaleń do wniosków jest być może przesadzony i nie wytrzymał próby czasu. Ponadto złożony i centralny składnik biologiczny, oś HPA, jest również zaangażowany w inne zaburzenia psychiczne.

Mazure.et.al badali ostatnie stresory życiowe u 34 pacjentów psychiatrycznych przyjętych do szpitala w celu skojarzenia z czterema biologicznymi markerami stresu: kortyzolem osoczowym, prolaktyną w surowicy, kwasem homowoltylowym bez osocza i metoksyhydrofenyloetglikoliem bez osocza. Mazure stwierdził, że "spośród badanych zmiennych biologicznych tylko wstępne przyjęcie kortyzolu w surowicy było skorelowane z nasileniem stresora" [35]. Raczej niewielki uzysk korelacji z dużej puli markerów.

Smith, Dewey, Brodie i inni używali Pozytonowej Tomografii Emisyjnej (PET) do pomiaru serotoniny neuroprzekaźnika u normalnych ludzi. W badaniach wykorzystano radiotraker do oznaczania receptorów D2 oraz wyzwanie farmakologiczne z serotoniną - środkiem uwalniającym i inhibitorem wychwytu zwrotnego, fenfluraminą, u 11 prawidłowych mężczyzn. W osoczu oznaczono stężenie fenfluraminy, kwasu homowanilowego, kortyzolu i prolaktyny. Autorzy stwierdzili, że "badanie modulacji funkcji dopaminy przez serotoninę ma wpływ na mechanizmy etiologiczne i lecznicze w kilku stanach chorobowych neuropsychiatrycznych, w tym w schizofrenii, zaburzeniach afektywnych, zaburzeniach afektywnych, zaburzeniach obsesyjno-kompulsywnych i nadużywaniu substancji (np. uzależnieniu od kokainy)" [36]. Również w tym przypadku żadna z implikowanych implikacji tak szeroko zakrojonego badania w kategoriach diagnostyki psychiatrycznej nie została opracowana w sposób istotny klinicznie. Ciężar wykazania związku pomiędzy danymi biologicznymi a jednostkami klinicznymi spoczywa na naukowcach. Złożoność i wzajemne powiązanie systemów neurobiologicznych jest samo w sobie ogromne. Co ważne, i często pomijane przez badaczy biologicznych, składnik psychologiczny jest nierozłącznie związany ze składnikiem biologicznym. Umysł, po tym wszystkim, jest umieszczony w materii - nawet w pochodnych danych biologicznych analizowanych za pomocą złożonych metod statystycznych.

B. Architektura mózgu została skrupulatnie zbadana w celu zidentyfikowania markerów biologicznych.

Symonds et.al używali techniki obrazowania radioaktywnego i zgłaszali na rezonansie magnetycznym (MRI) sześćdziesięciu dziewięciu pacjentów, 30 było z wczesnym początkiem, 24 z późniejszym początkiem schizofrenii, a 15 z "innymi psychozami", w porównaniu z 41 niepsychotycznych osób. "Nie stwierdzono istotnych różnic między chorymi na psychozę a normalnymi porównaniami... lub między wczesnym i późnym początkiem schizofrenii pod względem częstości, rodzaju i nasilenia zaburzeń strukturalnych" [37]. Tym samym obrazowanie radioaktywne nie było w stanie zidentyfikować biologicznego markera poważnych zaburzeń strukturalnych w mózgu chorych "psychotycznych".

W podsumowaniu badań obrazowania mózgu Brodie stwierdził, że "lata stosowania funkcjonalnego obrazowania mózgu do badania warunków psychiatrycznych ... doprowadziły do spekulacyjnych rozważań, a nie budowy znaczącej, sprawdzalnej hipotezy i walidacji z niezależną próbą. Brodie utrzymywał dalej, że "podczas gdy nowoczesne techniki obrazowania oferują niezwykły zestaw narzędzi do badania zależności między mózgiem a zachowaniem, musimy uznać nierównomierny sukces w rozwiązywaniu problemów interesujących psychiatrę klinicznego" [38].

Petty opublikował 227 odniesień w swoim wyczerpującym przeglądzie symetrii strukturalnych ludzkiego mózgu związanych z zaburzeniami w schizofrenii. Utrzymuje on, że "zaburzenia symetrii są szczególnie uderzające u pacjentów z schizofrenii i być może wszystkie choroby psychotyczne, i może dostarczyć neurologiczne podłoże dla etiologii i objawów klinicznych choroby". Zdaniem Petty'ego "strukturalne i funkcjonalne asymetrie, a zwłaszcza ich integracja z działaniami klinicznymi, mają jeszcze wiele do nauczenia nas o schizofrenii" [39]. Nie ustalono jednak jeszcze bezpośredniego związku pomiędzy asymetrią mózgu a schizofrenią.

Wright i wsp. przeprowadzili metaanalizę regionalnej objętości mózgu i częstości występowania schizofrenii. Autorzy przeanalizowali 58 badań, w których wzięło udział 1 588 niezależnych chorych [40]. Wyniki badań biologicznych były specyficzne, ale autorzy patrzą w przyszłość, mając nadzieję na określenie ogólnej teorii strukturalnej patologii mózgu.

Poszukiwanie markerów biologicznych do identyfikacji tzw. psychiatrycznych zaburzeń funkcjonalnych jest działaniem honorowym. Destylowana prawda jest jednak taka, że pomimo ogromnego nagromadzenia danych biologicznych i klinicznych, psychiatra nie jest dziś w stanie zamówić testu biologicznego w celu zdiagnozowania zaburzenia psychicznego, z wyjątkiem grupy demencji, guzów, infekcji, dysfunkcji metabolicznych lub gruczołowych, toksyczności lub zaangażowania substancji narkotykowych.Ustawienia i strategie leczenia w psychiatrii klinicznej powinny zatem wynikać ze zrównoważonej oceny interaktywnej różnorodności etiologicznej.

Rozdział 4

Zmienność dynamiczna

Koncepcja neurozwoju obejmująca funkcjonalne bytności procesów nieświadomych osadzonych w neurosystemach pobocza, skrzyżowania, rzuty, autostrady trans-organiczne i somatyczne jest zgodna z tematem zmienności. Szczególne znaczenie ma dynamiczna zmienność nieświadomych mechanizmów umysłowych, ponieważ dotyczy ona wszystkich jednostek, nieuporządkowanych umysłowo lub normalnych.

Fisher zacytował Freuda, który stwierdził: "Poeci i filozofowie odkryli nieświadomość; to, co ja odkryłem, to naukowa metoda badania nieświadomości" [41]. Odnosił się do metody wolnego zrzeszania się, która jest praktykowana do dziś. Psychoanaliza jest nie tylko modalnością terapeutyczną, ale pozostaje produktywną modalnością badawczą, która wygenerowała najbardziej kompleksowe zrozumienie ludzkich emocji, myślenia i zachowania, niezależnie od neurobiologii. Charakterystyczna książka Freuda, The Interpretation of Dreams, spowodowała rewolucję w psychiatrii [42]. W rozdziałach 6 i 7 opracował wiele wspólnych mechanizmów psychicznych zaangażowanych w powstawanie snu, takich jak przemieszczenie, kondensacja obrazów psychicznych i rozważania na temat reprezentatywności obrazów. On, co najważniejsze, rozróżniał między pierwotnym i wtórnym myśleniem procesowym, które jest uniwersalne i ma dziś znaczenie dla powstawania objawów klinicznych. Arieti odnosi się do von Domanusa, który opisał myślenie procesowe pierwotne, w którym schizofrenik może tworzyć złudzenie w oparciu o identyfikację predykatów. Na przykład Temat A, który ma białe włosy i białe wąsy, może myśleć: "Jestem człowiekiem z białymi włosami i wąsami. Albert Schweitzer (Temat B) ma białe włosy i wąsy, dlatego jestem Albertem Schweitzer". Logiczne lub arystotelesowskie poznanie procesu wtórnego odrzuca ten typ identyfikacji, ponieważ, logicznie rzecz biorąc, jeśli Podmiot A i Podmiot B są różne, nie mogą być takie same. Prawo Tożsamości mówi, że A jest zawsze A, nigdy B [43]. Na drugim końcu spektrum, Kandal stwierdza: "Ponieważ proces pierwotny jest bardziej wolny i hiper- asocjacyjny, uważa się, że ułatwia on pojawienie się kreatywności, która promuje nowe kombinacje i permutacje idei - odpowiednik momentu Aha!, w którym pełne skupienie myślenia procesów wtórnych jest wymagane do przepracowania, opracowania twórczego wglądu... jak większość naszego życia poznawczego i afektywnego, nawet nasze podejmowanie decyzji jest częściowo nieświadome sugeruje, że nieświadome procesy umysłowe są konieczne również dla twórczego myślenia" [44]. Chciałbym powtórzyć, że w neurozwoju liniami połączeń są kandydujące geny w błonach neuronów rozgałęziających się w koordynacji trans-narządowej. Ewolucyjne imperatywy przetrwania (instynkt agresywny) i rozmnażania się gatunków (instynkt seksualny) rozwijają powiązania ze współdziałaniem motorycznym, sensorycznym i psychicznym, w tym fantazją. Fenichel stwierdził: "Temat (procesy nieświadome), a nie metoda psychoanalizy jest nieracjonalna" [45].

Rozdział 5

Prezentacje kliniczne

W "Przypadku paranoi" Freud próbował przeanalizować opublikowany pamiętnik psychotycznego dr Paula Schrebera, który był sędzią apelacyjnym w niemieckim systemie sądowniczym. Wynikiem tej próby było wyjaśnienie paranoicznych złudzeń wynikających z biernego homoseksualnego inpulsu, jego zaprzeczenia i, co ważne, jego projekcji. W tym czasie agresywny wymiar nie był jeszcze włączony do teorii psychoanalitycznej. Każde ze słów wyrażających impuls homoseksualny: "Kocham go (ją) psychologicznie manipulowano z kolei poprzez nieświadome mechanizmy obronne zaprzeczania i projekcji. Wyniki odpowiadają czterem głównym typom paranoi: prześladującej, erotycznej, zazdrosnej i wielkiej. Freud w swoim artykule ostrożnie stwierdził: "Dlatego musimy być przygotowani, jeśli trzeba ograniczyć nasze twierdzenie do jednego rodzaju paranoi." Impuls "Kocham go" jest odrzucany i rzutowany. "Nie kocham go, nienawidzę go, bo on nienawidzi mnie" [46]. Ponad sto lat później te same kategorie znajdują się w aktualnym podręczniku diagnostycznym i statystycznym American Psychiatric Association Diagnostic and Statistical Manual, (DSM-V) [47]. Dopuszczalne biologiczne wyjaśnienie dla tych kategorii czeka na publikację. Chodzi o to, że bez względu na biologiczne podłoże czynniki psychologiczne występujące u chorego są istotne dla jego lepszego zrozumienia.

Przypadki złudzeń prześladowczych są dobrze znane każdemu psychiatrze. Na początku mojej praktyki rezydenckiej zostałem poproszony o ocenę starszej pani na izbie przyjęć. Miała ona na sobie szeroki, pudrowy, niebieski kapelusz, a jej atrakcyjne oczy były tego samego koloru. W wywiadzie ujawniono, że miała urojenia co do słynnego croonera o nazwisku Rudy Vallee. Jego tematyczna piosenka brzmiała: "Mój czas to twój czas". Służył on najprawdopodobniej jego fankom do personalizacji tytułu. Mój pacjent skonkretyzował go jednak w urojenie erotomanii. Impuls "Kocham ją" zaprzeczył i przewidział, że "kocham go, bo on kocha mnie". W kolejnych latach miałem okazję spotkać się z pacjentem w warunkach ambulatoryjnych i w państwowym szpitalu psychiatrycznym. Jej idee urojeniowe pozostały nienaruszone.

Urojenia zazdrości, nazywane niekiedy "Zespołem Otella", były dramatyzowane w sztuce Szekspira i operze Verdiego o tej samej nazwie. "Kocham go" "jest zaprzeczany i rzutowany na "Ona go kocha" albo "On ją kocha, bo ona kocha jego". Domysły, oczywiście, ale możliwe, że związane z pojęciem zazdrości.

Zostałem przydzielony do oceny i leczenia pacjenta podczas pierwszego roku mojego stażu. Pacjent był wysoki, szczupły, miał głowę z białymi włosami i płynącą białą brodą. W pewnym momencie był właścicielem i producentem baterii. Opowiadał, że pewnego dnia spojrzał na siebie w lustrze i uwierzył, że jego twarz zmieniła kolor na czerwony, żółty i brązowy. Doszedł do wniosku, że jest "Prorokiem dla wszystkich ras" - przypadek wielkiej paranoi. Uzasadnione byłoby przypuszczenie, że trzy słowa brane pod uwagę dla niepewnej interpretacji domniemanego impulsu "kocham go" wyczerpałyby się w możliwym rozliczeniu z trzech wyżej opisanych typów paranoi. Czwarty rodzaj sprzeczności z impulsem jest możliwy, to znaczy zaprzeczenie całemu impulsowi, "wcale nie kocham - nikogo nie kocham". Impuls/napęd musi gdzieś iść. Według Freuda jest on kierowany do ego, które następnie jest przeceniane i rozszerzane do megalomanii.

Podobnie jak w tamtym czasie, zadzwoniłem do rodziny pacjenta, aby przeprowadzić z nim wywiad w celu uzyskania informacji o pacjencie. Żona i córka pacjenta pojawiły się, ale odmówiły przeprowadzenia rozmowy lub odwiedzenia go. Żona pacjenta oświadczyła, że jego syn był studentem w Massachusetts Institute of Technology i nie chciała, aby to, co poczęła, było piętnem choroby psychicznej jego ojca, wpłynęło na reputację ich synów. Kilka tygodni później spotkałem żonę i córkę pacjenta na korytarzu szpitala. Miło było ich zobaczyć, poszedłem na górę i zapytałem, czy zmienili zdanie i przyszli do mojego pacjenta. Oczy żony wypełniły się łzami. Ona i jej córka były tam, aby odwiedzić syna, który był tam hospitalizowany. Ich syn emasculował się, wszedł na posterunek policji i rzucił swojego penisa na biurko policjanta, który natychmiast zorganizował hospitalizację. Syn najwyraźniej odziedziczył nie tylko zdolność do techniki, ale także skłonność do schizofrenii.

W niedzielnym wydaniu New York Timesa, 29 maja 2005 r., Patrick McGrath recenzował książkę Andrew Scull zatytułowaną "A Tragic Tale of Megalomania and Modern Medicine" [48]. Autor opowiedział o Henrym Cottonie, doktorze, który w latach 1907 - 1930 przewodniczył szpitalowi stanowemu w Trenton w New Jersey.

Uważał, że teoria zarodków, bakteryjna podstawa infekcji w medycynie ogólnej i chirurgii, odnosi się także do psychiatrii i szaleństwa. W rezultacie współpracował z lekarzami dentystami i chirurgami przy usuwaniu zakażonych zębów i migdałków swoich pacjentów, nie wspominając już o ich żołądkach, pęcherzykach żółciowych, okrężnicach, jądrach i jajnikach - ze szczególnym naciskiem na prawą stronę tylnego jelita, które według niego miały szczególnie "tendencje dekadenckie". Ostatecznie, Komisja Senacka stanu New Jersey przeprowadziła dochodzenie. Dr. Cotton, który miał załamanie psychiczne, wyzdrowiał i z ulgą odkrył prawdziwe źródło swojej choroby: Zainfekowane zęby. Szybko kazał je usunąć i uwierzył, że czuje się znacznie lepiej.

Trzeba tu podejrzewać pewien rodzaj pierwotnych, nielogicznych procesów myślenia. Na przykład, może to być przykład ponownego zidentyfikowania predykatów: Pacjenci chirurgiczni i medyczni (A) są chorzy, pacjenci umysłowi (B) są chorzy. Obydwaj są chorzy, więc lekarstwem musi być samo chirurgiczne usunięcie zarazków wywołujących infekcje. Myślenie Cotton pominięto logikę, że przedmioty A i B są różne, nigdy takie same, i utożsamiano je z predykatami, że oba są chore na zarazki.

Taki katastrofalny epizod był oczywiście wynikiem działań chorego, psychotycznego człowieka. Miał on miejsce przed pojawieniem się leków psychotropowych i psychofarmakologii.

Snyder mówi: "Zarówno amfetaminy, jak i apo-morfiny wytwarzają u szczurów stereotypowe węszenie, lizanie i gryzienie. Narkotyki te wywołują u samców szczurów walki i wzmacniają u myszy zachowania wspinaczkowe na linach. Wszystkie te efekty są antagonizowane przez neuroleptyków proporcjonalnie do ich właściwości blokowania dopaminą" [49]. Snyder przeprowadził eksperymenty z nowym przekaźnikiem NOS (syntaza podtlenku azotu). Zakodowany gen NOS jest białkiem 1.429 aminokwasów. NO (podtlenek azotu) powstaje z aminokwasu argininy (zakodowanego w genie) w wyniku działania enzymatycznego. Snyder stwierdza, że "NO może być głównym mediatorem zachowań seksualnych i agresywnych istotnych dla ich oznaczenia biologicznego u ludzi, jak również u myszy". Na przykład, w klinicznym zespole zaburzeń erekcji o różnej etiologii wiadomo, że "NO działa jako fizjologiczny mediator erekcji prącia jako nadajnik w neuronach NO-dodatnich unerwiając ciałka jamiste w splotach nerwowych w początkowej warstwie adwentowej tętnic prącia" -- erekcja prącia poprzez unerwienie dynamiki naczyń płciowych. Lek sildenafil wzmacnia działanie NO [50]. Nikt nie wątpi w rolę fantazji wizualnej i współgranie różnych postrzegań związanych z seksualnością. Można tu wykryć skoordynowaną ekspresję genów kandydujących w błonach łączących neurony w układach narządów płciowych o funkcjach wielozmysłowych i aktywności umysłowej.

Firmy farmaceutyczne wykonują najpierw badania toksykologiczne na zwierzętach laboratoryjnych, następnie próby przedkliniczne, a następnie próby kliniczne w celu określenia skuteczności przed przedłożeniem do zatwierdzenia przez Federalny Urząd ds. Trudno jest osiągnąć zrozumienie ludzkiego zachowania i wyższego poziomu myślenia wynikającego z modelu szczura. Percepcja mechanizmów działania leków neuroleptycznych/psychotropowych pokazuje, że są one w zasadzie nieznane pomimo wszystkich badań prowadzonych przez neurologów. Szeroki zakres działań niepożądanych jest jednak dobrze znany, skrupulatnie zestawiony i odzwierciedla reprezentację trans-narządową i systemową. Lekarze klinicyści muszą zatem zrównoważyć potencjalne korzyści z potencjalnymi działaniami niepożądanymi unikalnymi dla poszczególnych pacjentów. Badania porównawcze leków dostarczają dowodów statystycznych w zakresie działań niepożądanych, jak również poszukiwanych usprawnień.

Współczesna psychiatria koncentruje się na praktyce klinicznej opartej na dowodach. Obciążenie, które należy jednak ponieść, polega na tym, że psychiatria kliniczna nie jest całkowicie podatna na rygorystyczne metody naukowe, ponieważ wiąże się z wartościami ludzkimi i subiektywnością. Badacze starają się ograniczyć te ostatnie do minimum za pomocą takich technik jak podwójnie ślepa próba, w których ani badacz, ani pacjenci/podmioty nie są świadomi, jaki lek jest wydawany zgodnie z generowanymi komputerowo kodami randomizacji. Badania kliniczne starają się ograniczyć do minimum subiektywność i wartości ludzkie. Osoby badane oceniane są za pomocą skal psychologicznych, które są jedynie migawką w czasie i nie mają prawie żadnej wartości predykcyjnej. Osoby badane/pacjenci są dotknięci zmiennością codziennego życia przez cały okres badania. Farmaceutyczne techniki marketingowe leku starają się utrzymywać subiektywność i ludzkie wartości max. To jest częściowo powód dla skomplikowanej analizy udokumentowanych danych opartych na danych dających statystyczną istotność lub tendencje. Niestety, statystyczna istotność nie jest taka sama jak kliniczna istotność. Psychofarmakologia ma docelowe miejsca receptorów o złożonych powinowactwach i różnych aminach biogennych. W podwójnie ślepych badaniach porównujących lek z placebo lub innym lekiem podobnego typu stosuje się protokoły ze ścisłymi kryteriami wykluczenia w celu uzyskania podobieństwa do porównywanych grup pacjentów. Protokoły z ich kryteriami wykluczenia wykluczają tym samym zdecydowaną większość pacjentów leczonych w szpitalach i klinikach.

Leucht, S dokonał przeglądu sześćdziesięciu lat badań nad lekami przeciwpsychotycznymi kontrolowanymi placebo w ostrej schizofrenii z zastosowaniem metaanalizy i meta-regresji predyktorów skuteczności. Stwierdzono, że "lekarze klinicyści mogą spodziewać się około dwukrotnej poprawy stanu zdrowia pacjentów leczonych lekami przeciwpsychotycznymi w porównaniu z placebo, ale tylko niewielka ich liczba doświadczy dobrej odpowiedzi w krótkim okresie czasu" [51]. Kotov, opisał przebieg kliniczny zaburzeń psychotycznych w ciągu dwóch dekad po pierwszej hospitalizacji. Rekrutacja chorych przebiegała w latach 1990-1995. Łącznie 373 pacjentów zakończyło 20-letnią obserwację; 175 miało schizofrenię/ zaburzenia schizoafektywne (47%). Autorzy doszli do wniosku, że "wysokie obciążenie objawowe w zaburzeniach psychotycznych, które wzrasta z czasem i może ostatecznie cofnąć początkowe korzyści z leczenia" [52].

Podejścia do neurostymulacji są poddawane próbom leczenia opornej depresji. Długotrwała terapia elektrowstrząsami charakteryzowała się ogólnym zaburzeniem impulsów nerwowych/mózgowych. W obecnych czasach stosuje się bardziej ukierunkowane podejście, takie jak powtarzalna przezczaszkowa stymulacja magnetyczna, przezczaszkowa stymulacja prądem stałym, stymulacja nerwu błędnego i głęboka stymulacja mózgu. Każdy z nich stara się tymczasowo złagodzić opornych zaburzeń psychicznych poprzez zakłócenie funkcjonalnego przepływu impulsów nerwowych w mózgu. Te techniki somatyczne mogą w końcu znaleźć swoją drogę jako specjalne metody leczenia. Nie ma niedoboru resztkowych psychopatologii błagając o ulgę. Dekady badań nad markerami biologicznymi były rozczarowujące. Tam jest, do tej pory, żadny ważny biologiczny test diagnozować pojedynczego psychiatrycznego nieładu głównych funkcjonalnych typów spotykających w klinikach. To znaczy, dla dwubiegunowych, Schizofrenii Spektrum Zaburzeń, Zaburzeń Depresyjnych lub Zaburzeń Lękowych. Walka o leczenie choroby psychiatrycznej ma być prowadzona w najbliższej przyszłości. Freedman redagowany w 175. roku nieprzerwanego wydawania The American Journal of Psychiatry, "Zagadnienia, z którymi zmagali się nasi poprzednicy, pozostają aktualne do dziś. Nasze narzędzia analityczne uległy wyostrzeniu, zakres naszych badań stał się bardziej ambitny... Jednak większość chorób psychiatrycznych nie ma żadnej profilaktyki i żadnego lekarstwa" - kontynuuje Freedman, wyrażając swoje wrażenie poświęcenia dla lepszej opieki nad chorymi psychicznie przez 175 lat.

Koncepcja neurozwoju obejmująca funkcjonalne jednostki procesów nieświadomych i teorię strukturalną osadzoną w układach nerwowych za pomocą dróg, skrzyżowań, projekcji i autostrad trans-organowych jest zgodna z tematem zmienności. Uważam, że rozwój mowy i języka, który ma kluczowe znaczenie dla wywołania myślenia wyższego rzędu, wiąże się z otwartym, asocjacyjnym procesem myślenia unikalnym dla gatunku ludzkiego i reprezentuje charakterystyczne ludzkie zdolności myślenia. Mechanizmy receptorów układu trans-organicznego są napędzane przez niezliczoną ilość wyrażeń ludzkiego genomu.

Właściwe wydaje się wyobrażenie sobie, że genom reprezentowany przez geny kandydujące receptorów neuronowych jest (metaforycznie) rzutowany na całe ludzkie funkcjonowanie. Edelman (Edelman, 2001) stwierdza, że "Podstawowy trójząb wyższych funkcji mózgu składa się z percepcyjnej kategoryzacji, pamięci i uczenia się... Polega na ciągłej aktywności ruchowej i powtarzanych próbach w różnych kontekstach". Einstein (Einstein & Schilpp, 1996) uważał, że "jako błędne przekonanie, że fakty same w sobie mogą i powinny dawać wiedzę wolną od konstrukcji koncepcyjnej. "W odniesieniu do zmienności Einstein miał trudności z zaakceptowaniem Zasady Niepewności Heisenberga w mechanice kwantowej, ale nie miał trudności z rozpoznaniem zmienności w neuropsychologii. Clark (Clark, 1972) stwierdził, że Einstein został kiedyś zapytany: "Czy wierzysz, że absolutnie wszystko można wyrazić naukowo? "Tak, odpowiedział, ale to nie miałoby sensu. Byłby to opis bez znaczenia, jak gdybyś opisał symfonię Beethovena jako wariację nacisku fal." W wariacji tej odpowiedzi doszedłem do wniosku, że wyższe ludzkie myślenie jest symfonią funkcji biologicznych.

Rozdział 6

Prezentacje kliniczne

W DIAGNOSTYCZNYM I STATYSTYCZNYM RĘCZNIKU DIAGNOSTYCZNYCH CHORÓB MENTALICZNYCH, (DSM-V) (Diagnostyczny i statystyczny podręcznik zaburzeń psychicznych: DSM-5, 2013) popiera się temat zmienności. Jego autorzy dążą do tego, aby specyfika diagnostyczna była w jakiś sposób dopasowana do specyfiki neuronauki z wyborem wielu kryteriów, specyfikatorów, modyfikatorów, a nawet niesprecyzowanych subdiagnostycznych kryteriów. W ten sposób ukazuje zmienność prezentacji klinicznych. Szczególne środki ostrożności w zakresie diagnostyki są wskazane w przypadku udziału w nadużywaniu substancji i/lub chorobach medycznych, które należy rutynowo rozważyć. Ostatnie wydania DSM opierają się na zachowaniu i objawach klinicznych, co ma swoje praktyczne zalety, ale zasadniczo pomija etiologię choroby psychicznej i jest zadowolony z założenia, które opiera się na naukowych wynikach i danych biologicznych. Zdecydowana większość pacjentów występuje jednak z najczęstszymi tzw. zaburzeniami czynnościowymi, dwubiegunowymi, depresją, lękiem, spektrum zaburzeń schizofrenicznych, reakcjami sytuacyjnymi wraz z chorobami współistniejącymi, zaburzeniami osobowości i konfliktami interpersonalnymi. Neuronauka prowadzi nas do dramatu ludzkiego, ale nie do niego. Chodzi o to, że niezależnie od biologicznych podstaw, czynniki psychologiczne odgrywają ważną rolę i muszą być brane pod uwagę w celu zrozumienia pacjenta.

W ciągu ostatniego roku zetknąłem się z syndromami psychiatrycznymi, które ilustrują ten ostatni punkt.

1.Zespół Capgrasa, syndrom oszustów: Młoda pacjentka w towarzystwie matki i babci przyszła do mojego biura i nalegała.

że jej matka i babcia nie żyją i że nie znała pań w pokoju.

2. Zespół Fregoli'ego, syndrom wielu osobowości. . : Młody, dobrze wykształcony chińsko-amerykański mężczyzna miał urojenia w przekonaniu, poprzez mechanizm projekcji, że kilka znanych osobistości publicznych jest sławnych, ponieważ w rzeczywistości manifestują one części jego własnej osobowości.

3. Średniowieczna kobieta zatrudniała werbalizowane urojenia somatyczne / halucynacje, że "demony" manipulowały jej genitaliami, głaskały ją i czuła to w pochwie. Prezentacja ta przypomina przypadek opublikowany przez Wiktora Tauska (Tousk, 1933) w 1919 roku, "O pochodzeniu "Maszyny Wpływowej u chorych na schizofrenię". Po psychoanalizie okazało się, że jest to psychiczna projekcja jej genitaliów reprezentowana przez maszynę oddziaływującą.

Aby dysponować praktyczną wiedzą w zakresie zarządzania i leczenia pacjentów/klientów, niezbędne jest uchwycenie czynników neurorozwojowych i psychologicznych. Zrozumienie uwarunkowań i dynamicznej zmienności procesów nieświadomych musi być w miarę możliwości brane pod uwagę. Ma to przecież podłoże w neurobiologii. Perspektywa ta będzie miała zastosowanie w wielu różnych miejscach klinicznych.

Zgodnie z funkcjonalną teorią strukturalną, zniekształcenia w modelu trójstronnym mogą występować w dowolnej kombinacji i być podkreślone w zaburzeniach osobowości. Byłem jednym z psychiatrów, który został przydzielony do wykonania badania kryminalistycznego, psychiatrycznego niesławnego złodzieja, Jack Roland Murphy , znany również jako "Murph the Surf", który dokonał największego napadu klejnotów w historii The American Museum of Natural History w październiku 1964 roku. Był on zamieszany w kradzież Gwiazdy Indii wraz z innymi cennymi klejnotami. W moim raporcie, w ujęciu kryminalistycznym, czytam, że temat nie cierpiał na poważną chorobę psychiczną i był w stanie współpracować ze swoim prawnikiem w jego własnej obronie, odróżnić dobro od zła, i miał znaczną zdolność psychiczną do dostosowania swojego zachowania do wymogów prawa. Problem z punktu widzenia teorii strukturalnej, pociąga za sobą wadę funkcjonowania super ego, a nie pierwotnego myślenia procesowego. Inny klasyczny przypadek upośledzenia super ego jest reprezentowany przez notorycznego złodzieja banków, Williama Francisa Suttona, Jr., również jako "Willie Aktor" lub "Slick Willie", który używał różnych przebrań w swojej czterdziestoletniej karierze okradania banków. Słynna historia o Suttonie jest taka, że kiedy reporter zapytał go, dlaczego nadal rabuje banki, odpowiedział: "Bo tam są pieniądze". Logiczne myślenie jest w porządku, ale ujawnia deficyt super ego.

Deficyty poznawcze lub deficyty ego są wielorakie i mają kategorie diagnostyczne, takie jak grupa demencji, zaburzenia uwarunkowane genetycznie, zaburzenia metaboliczne i hormonalne, urazy, infekcje, nowotwory, itp. Teoria strukturalna może być wniesiona do ponoszenia na ego funkcji w związku z depresją, lękiem, huśtawki nastroju i zaburzeń myślenia, jak wpływają na zakres uwagi, zdolność do skupienia, pamięci i planowania powszechnie określane jako wykonawcze funkcji.

Szczególne znaczenie ma jednak dynamiczna zmienność nieświadomych mechanizmów, ponieważ dotyczy ona wszystkich osób upośledzonych umysłowo, jak również wszystkich członków zespołu leczącego. Każdy z nich przeszedł mniej więcej ten sam rozwój neurologiczny i dorastał w podobnych okolicznościach kulturowych. W procesach dorastania jest wiele powszechnych skarg. Arlow (Arlow, 1991) stwierdza: "Ingerencja nieświadomego myślenia fantastycznego w świadome doświadczenie umysłowe jest nam dobrze znana z badania halucynacji, snów i marzeń sennych. Ostatnie badania pokazały, jak ta tendencja odgrywa rolę w kształtowaniu percepcji i w interpretacji rzeczywistości zewnętrznej". Klinicyści poprzez odpowiednie szkolenia będą prawdopodobnie mieli większą kontrolę nad czynnikami o podobnej zmienności i wykorzystają swoją wiedzę i szkolenie z korzyścią dla pacjenta. To klinicyści i personel leczą pacjentów, a nie programy i protokoły. Administracja jest tam ze względu na personel kliniczny, a nie na odwrót.

Każda rutynowa ocena psychiatryczna zawiera indywidualny wywiad i badanie stanu psychicznego. Wywiad kliniczny opiera się na manifestacji i koordynacji między OUN, ANS i PNS, a funkcjonalnym aparatem psychicznym.Dla zilustrowania : Organizacja asocjacji słownych lub ich brak, wpływ (emocje), czy jest odpowiednia do treści narracji czy tego, co się dzieje? Czy istnieje intelektualna ambiwalencja, w której dwie sprzeczne ze sobą idee są trzymane w umyśle w tym samym czasie? Czy jednostka reaguje na wywiad i otoczenie, czy też jest zajęta własnymi wewnętrznymi myślami, które nie są werbalizowane, jak to ma miejsce w przypadku autyzmu, który może przejawiać się w schizofrenii. Oceniana jest aktywność psychomotoryczna, uwzględniane są funkcje wegetatywne - wzorce snu i apetyt, podobnie jak ogólny nastrój pacjenta. Zawartość myśli jest oceniana pod kątem urojenia... Czy pacjent doświadcza różnego rodzaju zniekształceń sensorycznych - halucynacji? Badane są funkcje poznawcze, oceniane jest zachowanie w różnych sytuacjach. Badane są istotne czynniki sytuacyjne. Każdy istotny element jest poddawany dalszym badaniom. Oceniane są schorzenia współistniejące, a do diagnozy różnicowej wprowadzane są różne czynniki, takie jak rodzaj ewentualnego nadużywania substancji. Wszystkie zmienne kliniczne są ważone w celu postawienia diagnozy, która pojawia się w DSM-V wraz z listą specyfików, modyfikatorów i cech. Znaczna część wywiadu medyczno-psychiatrycznego zajmuje się ustaleniem, co jest istotne lub nieistotne w kontekście indywidualnego pacjenta i jaki ma wpływ funkcjonalny w ważnych sferach jego życia. Proces myślenia o tych czynnikach prowadzi do diagnozy różnicowej. Diagnoza kliniczna jest podstawą planowania leczenia w celu uwzględnienia zmienności zaburzeń psychiatrycznych.

Planowanie leczenia prawie zawsze obejmuje leki psychotropowe, które są podstawą do stabilizacji pacjentów, a tym samym uczynić je dostępne dla różnych metod leczenia. W ciągu ostatniego stulecia terapia behawioralna i terapia poznawcza były szeroko rozpowszechnione. Ryzykowne jest jednak ignorowanie pochodzenia takich rzeczy jak model psychologiczny, który nie jest oparty na fundamencie neurologicznym. W związku z tym nowsze techniki terapeutyczne zostały zmodyfikowane. Technika kombinowana, znana jako terapia poznawczo-behawioralna (CBT), pojawiła się po niej terapia dialektyczno-behawioralna (DBT), w której "mówiące lekarstwo" zostaje odkryte na nowo. Następnie pojawiła się terapia ukierunkowana na przełożenie (TFT), która koniecznie musi obejmować zjawiska kontrprzeniesienia. Terapia oparta na mentalizacji (MBT) ma bardziej psychodynamiczne podejście do emocji i uczuć. Terapia ukierunkowana na schematy (SFT) wydaje się być kompozycją kilku terapii. W trakcie leczenia klinicznego klinicysta często spotyka się z psychoanalityczną koncepcją "oporu" wobec leczenia przejawiającego się brakiem przestrzegania przepisanych schematów leczniczych, protokołów leczenia, schematem opuszczania wizyt lub łamaniem tzw. umów o powstrzymanie się od zachowań samodestrukcji lub niebezpiecznych. Kwestie zależności lub kwestie kontroli mogą kolidować z potencjalnym postępem leczenia. Próbuje się w każdej ocenie psychiatrycznej i psychospołecznej prześledzić indywidualne doświadczenia życiowe pacjenta. Zwraca się uwagę na relacje interpersonalne, osiągnięcia, traumatyczne wydarzenia oraz wpływ wczesnej rodziny/opiekunów. Kassaw i Gabbard (Kassaw i Gabbard, 2002) stwierdzili: "Podstawową przesłanką myślenia psychodynamicznego jest to, że relacje obiektowe wyryte w sieciach neuronowych od wczesnego rozwoju dziecka mają tendencję do powtarzania się raz po raz w relacjach dorosłych". Zasadnicze psychoanalityczne odkrycie, że konflikty z przeszłości nadal wpływają na obecne zachowania, jest zachowane. Powyższe współczesne terapie mają pewne korzenie w teorii psychoanalitycznej, a nawet w podstawowej terapii zachowań, ze względu na wszechobecne występowanie transferów i kontrtransacji między pacjentem a terapeutą w trakcie spotkań klinicznych. Terapia psychoanalityczna i psychodynamiczna analizuje zjawiska transferencji z odpowiednimi pacjentami, czyli tymi, którzy mają znaczne zdolności poznawcze. Oba są bezpośrednimi potomkami teorii psychoanalitycznej.

Szerokie spektrum obiektów klinicznych jest zgodne z tematem zmienności oraz poziomem opieki i leczenia. Pacjenci hospitalizowani, ambulatoryjni, uwięzieni i wspólnotowi mają różne wymagania kadrowe i struktury leczenia. Oprócz tych nieszczęśliwych pacjentów psychicznie chorych, którzy są uwięzieni, przewoźnicy ubezpieczeniowi mają niewłaściwy wpływ na rodzaj, częstotliwość i długość leczenia. Ostatnio firmy ubezpieczeniowe wprowadziły ograniczenia dotyczące wielu leków z oczywistych powodów ekonomicznych. Wymagają one różnych formularzy, które muszą być wypełnione przez psychiatrę, aby poprosić o tymczasową autoryzację nawet w przypadku leków rutynowych, często wymagających przeprowadzenia badań tańszych leków alternatywnych. Stanowi to obciążenie dla przewlekle krótkich personelu pielęgniarek i lekarzy. Później firmy ubezpieczeniowe skierowały nie-medyczny personel kontroli jakości do monitorowania wykresów pacjenta, aby ocenić, czy ich standardy administracyjne są spełnione w różnych obiektach. Miejsca kliniczne różnią się: Programy pomocnicze, częściowe programy hospitalizacji, jednostki holdingowe, jednostki stabilizacyjne, jednostki objazdowe, zespoły kryzysowe i zespoły pomocy potrzebującym. Nierzadko programy te są opracowywane przez administratorów klinicznych, którzy są daleko od rzeczywistości klinicznej danego miejsca, ale w pobliżu źródeł finansowania. Administratorzy są więc w istocie raczej pracodawcami i nadzorcami personelu klinicznego niż jego zwolennikami.

Nierzadko zdarza się, że pacjenci są przenoszeni z jednego środowiska klinicznego do drugiego w ostrym, podostrym i przewlekłym stadium choroby. W różnych miejscach pacjenci, klienci, klienci lub goście są różnie nazywani. Lekarze klinicyści stoją przed koniecznością stosowania terapii przewlekłej podtrzymującej i leczenia ustabilizowanego za pomocą leków psychotropowych podtrzymujących. Wiąże się to nieuchronnie z osobowością pacjentów/klientów, która wymaga zintegrowanego biologicznego i psychologicznego podłoża. W spotkaniu klinicznym cenne będzie operacyjne zrozumienie założeń, dogmatów i postulatów w zakresie rozwoju neurologicznego i psychoanalitycznego.

Długi okres zależności ludzi od ich rodziców/opiekunów ustawia scenę nieświadomej regresji psychicznej, która jest wszechobecna w życiu psychicznym. Biorąc pod uwagę ogólną chroniczność choroby psychicznej u wielu pacjentów, istnieje tendencja do jej występowania. Społeczeństwo reaguje na tę dynamikę, pochylając się w kierunku zapewnienia podstawowych potrzeb życiowych - jedzenia, ubrań i schronienia. Jak poucza nas neurobiologia, ludzkość kształtuje swoje społeczno-kulturowe środowisko. Z kolei plastyczność ludzkiego systemu nerwowego jest taka, że istoty ludzkie z nabyciem mowy, języka i wyższego myślenia są kształtowane przez te czynniki społeczno-kulturowe, które rozwijają się przez całe życie.

W sensie darwinowskim fakty i odkrycia z dziedziny neuronauki i koncepcji psychologicznych zostaną potwierdzone przez ich użyteczność i trwałość. Oba te czynniki przetrwają i będą determinować drogę ludzkości w przyszłości. Uważam, że psychiatrzy kliniczni, dzięki swojemu rozległemu wyszkoleniu, są w stanie najlepiej ocenić i zastosować neurobiologiczne i psychoanalityczno-psychologiczne odkrycia, hipotezy i teorie w odniesieniu do pacjentów z zaburzeniami psychicznymi występującymi w rzeczywistym świecie obiektów klinicznych.

Referencje

43. Arieti, S. (1974). *Interpretacja schizofrenii: Wydanie drugie, całkowicie zrewidowane i rozszerzone* (s. 230). Nowy Jork: Książki podstawowe.

Arlow, J. A. (1991). *Psychoanaliza: Teoria i praktyka kliniczna* (s. 101). Madison (Conn.): International Universities Press.

15. Borch-Jacobsen, M. (2012). *Akta Freuda: Badanie historii psychoanalizy / Mikkel Borch-Jacobsen i Sonu Shamdasani* (s. 164).

10. Brenner, C. (2002). Conflict, Compromise Formation, And Structural Theory. *The Psychoanalytic Quarterly, LXXI*(3), 407-409. doi:10.1002/j.2167-4086.2002.tb00519.x

23. Brenner, C. (2002). Conflict, Compromise Formation, And Structural Theory. *The Psychoanalytic Quarterly, LXXI*(3), 407-419. doi:10.1002/j.2167-4086.2002.tb00519.x

17. Brian, D. (2001). *Einstein: A life* (s. 158). Nowy Jork, NY: J. Wiley & Sons.

16. Brian, D. (2001). *Einstein: A life* (s. 170). Nowy Jork, NY: J. Wiley & Sons.

38. Brodie, J. D. (1996). Obrazowanie dla psychiatry klinicznego: Fakty, fantazje i inne ciekawostki. *American Journal of Psychiatry, 153*(2), 145-149. doi:10.1176/ajp.153.2.145

Clark, R. W. (1972). *Einstein: The life and times* (s. 243). Nowy Jork: Avon Books.

Coleman, S. M. (1934). O pochodzeniu âInfluencing Machineâ w Schizofrenii. (Kwartalnik Psycho-analityczny, tom ii, s. 519, lipiec 1933 r.) Tousk, V. *Journal of Mental Science, 80*(329), 441-442. doi:10.1192/bjp.80.329.441-c

4. Damasio, A. R. (1994). *Błąd Kartezjusza: Emocje, rozum i ludzki mózg* (str. 219-220). Nowy Jork: Putnam.

24. Damasio, A. R. (2000). *The Feeling of What Happens: Body and Emotion in the Making of Consciousness* (str. 51-52). Londyn: Heinemann.

27. Amerykańskie Stowarzyszenie Psychiatryczne (2013). *Podręcznik diagnostyki i statystyki zaburzeń psychicznych: DSM-5*. (2013). Arlington, VA: Amerykańskie Stowarzyszenie Psychiatryczne.

Edelman, G. M. (2001). *Jasne powietrze, genialny ogień: W sprawie umysłu* (s. 100). New York, NY: BasicBooks.

3. Edelman, T. G. (2000). Strona 83. We *Wszechświecie Świadomości: Jak materia staje się wyobraźnią*. NY: Podstawowe książki.

9. Einstein, A., & Schilpp, P. A. (1996). *Notatki autobiograficzne* (s. 31). La Salle, IL: Open Court Printing.

Einstein, A., & Schilpp, P. A. (1996). *Notatki autobiograficzne* (s. 47). La Salle, IL: Open Court Printing.

11. Einstein, A., & Schilpp, P. A. (1996). *Notatki autobiograficzne* (str. 7). La Salle, IL: Open Court Printing.

25. Fenichel, O. (1945). *The psychoanalytic theory of neurosis* (s. 14). Nowy Jork: W.W. Norton &.

Fenichel, O. (1945). *The psychoanalytic theory of neurosis* (p. 4). Nowy Jork: W.W. Norton &.

41. Fisher, C. (1974). Metapsychologia Freuda. Kwartalnik *psychoanalityczny, 11*, 607-608.

33. Fleming, J.A. (1994). REM anomalie snu w psychiatrii. *Journal of Psychiatry and Neuroscience.* 19, p335-344

Freedman, R. (2018). AJP na 175: Remembering Our Past as We anticipision Our Future. *American Journal of Psychiatry, 175*(1), 1-1. doi:10.1176/appi.ajp.2017.17101137

18. Freud, S., & Strachey, J. (1973). Revision of the Theory of Dreams. W *standardowym wydaniu kompletnych prac psychologicznych Zygmunta Freuda. (1932-36)* (Vol. 22, s. 8). Londyn: Hogarth Press.

46. Freud, S., & Strachey, J. (2001). O Mechanizmie Paranoi. W *Edycji Standardowej Kompletnych prac psychologicznych Zygmunta Freuda* (t. 8, s. 159-182). Londyn: Vintage.

26. Freud, S., & Strachey, J. (2001). *The Standard Edition of the Complete Psychological Works of Sigmund Freud. (1901)* (Vol. 6, str. 291-296). Londyn (1901) (Vol. 6, str. 291-296): Vintage.

12. Freud, S., & Strachey, J. (2001). *The Standard Edition of the Complete Psychological Works of Sigmund Freud. (1913-1914)* (str. 211-231). Londyn: Vintage.

14. Freud, S., & Strachey, J. (2001). *The Standard Edition of the Complete Psychological Works of Sigmund Freud. (1932-1936)* (Vol. 22, str. 197-203). Londyn: Vintage.

20. Freud, S. (1973). Rewizja Teorii Snów. W *Edycji Standardowej Dzieł wszystkich Zygmunta Freuda* (t. 22, s. 6). Londyn: Hogarth.

13. Freud, S. (1995). *Interpretacja snów ; i O snach: (1900-1901)* (Vol. 4 & 5). Londyn: Hogarth Press.

42. Freud, S. (n.d.). The Interpretation of Dreams. W *Edycji Standardowej Kompletnych Dzieł Psychologicznych Zygmunta Freuda* (t. 4 i 5, s. 607-608). Londyn: Vintage.

22. Freud, S. (n.d.). *Początki psychoanalizy: Listy do Wilhelm Fliess* (s. 323). Miejsce publikacji nieokreślone.

31. Garey, R. E., Heath, R. G., & Harper, J. W. (1974). Focal Encephalographic Changes Induced by Anti-septal Antibodies. *Psychiatria biologiczna, 8*, 75-88.

Glass, R. M. (2013). Diagnostic and Statistical Manual of Mental Disorders (DSM). *AMA Manual of Style, 5*. doi:10.1093/jama/9780195176339.022.529

2. Hathaway, B. (2012, wrzesień 05). Zespół Yale odnajduje porządek wśród chaosu w ludzkim genomie; wkład mamy i taty policzył się i skamieniałe DNA nie jest przecież martwe. Odzyskane z https://news.yale.edu/2012/09/05/yale-team-finds-order-amidst-chaos-within-human-genome-mom-and-dad-s-contributions-counte.

30. Heath, R. G., Guschwan, A. F., & Coffey, J. W. (1970). Powiązanie taraxeiny ze schizofrenią. *Diseases of the Nervous System, 31*, 391-395.

7. Hyman S. (2005) Psychiatria, Psychoanaliza i Nowa Biologia Umysłu. *American Psychiatric Publishing Inc.,* Washington, D.C. s.200

8. Hyman S. (1996). Initiation and adaptation: Paradygmat zrozumienia psychotropowego działania leków. *American Journal of Psychiatry, 153*(2), 151-162. doi:10.1176/ajp.153.2.151

32. Itil, T. M., Marasa, J., Saletu, B., Davis, S., & Mucciaedi, A. N. (1975). Skomputeryzowany Eec. *The Journal of Nervous and Mental Disease, 160*(3), 188-203. doi:10.1097/00005053-197503000-00005

5. Kandel, E. R. (2006). *Psychiatria, psychoanaliza i nowa biologia umysłu* (s. 28). Washington, DC: American Psychiatric Publ.

6. Kandel, E. R. (2006). *Psychiatria, psychoanaliza i nowa biologia umysłu* (s. 297). Washington, DC: American Psychiatric Publ.

44. Kandel, E. R. (2012). *The Age of Insight: The Quest to Understand the Unconcious in Art, Mind, and Brain, od Wiednia 1900 do Teraźniejszości* (s. 470). Nowy Jork: Random House.

Kandel, E. R., Cooper, A. M., & Hyman S. (2006). *Psychiatria, psychoanaliza i nowa biologia umysłu* (s. 200). Barcelona: Ars Medica.

Kassaw, K., & Gabbard, G. O. (2002). Creating a Psychodynamic Formulation From a Clinical Evaluation. *American Journal of Psychiatry, 159*(5), 721-726. doi:10.1176/appi.ajp.159.5.721

Kotov, R., Fochtmann, L., Li, K., Tanenberg-Karant, M., Constantino, E. A., Rubinstein, J., . . . Bromet, E. J. (2017). Zmniejszający się przebieg kliniczny zaburzeń psychotycznych w ciągu dwóch dekad po pierwszej hospitalizacji: Dowody z projektu "Suffolk County Mental Health". *American Journal of Psychiatry, 174*(11), 1064-1074. doi:10.1176/appi.ajp.2017.16101191

Leucht, S., Leucht, C., Huhn, M., Chaimani, A., Mavridis, D., Helfer, B., . . . Davis, J. M. (2017). Sixty Years of Placebo-Controlled Antipsychotic Drug Trials in Acute Schizophrenia: Systematic Review, Bayesian Meta-Analysis, and Meta-Regression of Efficacy Predictors. *American Journal of Psychiatry, 174*(10), 927-942. doi:10.1176/appi.ajp.2017.16121358

35. Mazure, C. M., Quinlan, D. M., & Bowers, M. B. (1998, styczeń 05). Recent life stressors and biological markers in newly admitted psychotic patients. Uzyskane na stronie https://www.sciencedirect.com/science/article/pii/S0006322396002223.

McGrath, P. (2005). Chirurgia bezwybiorcza. *New York Times,* 18 lat.

39. Petty, R. G. (1999). Structural Asymmetries of the Human Brain and Their Disturbance in Schizophrenia. *Schizophrenia Bulletin, 25*(1), 121-140. doi:10.1093/oxfordjournals.schbul.a033360

34. Ravindran, A. V., Bialik, R. J., & Lapierre, Y. D. (1994). Primary early onset dysthymia, biochemical correlates of the therapeutic response to fluoxetine: I. Plateletowa monoaminooksydaza i test tłumienia deksametazonu. *Journal of Affective Disorders, 31*(2), 111-117. doi:10.1016/0165-0327(94)90114-7

19. Schur, M., & Schur, M. (1972). *Freud: Żyjący i umierający* (s. 207). Nowy Jork: International Universities Press.

28. Siegel, M., & Tefft, H. (1971). ???? różowy Spot???? I jego składniki w Moczu Normalnym i Schizofrenicznym. *The Journal of Nervous and Mental Disease, 152*(6), 412-426. doi:10.1097/00005053-197106000-00005

36. Smith, G. S., Dewey, S. L., & Brodie, J. D. (1997). Serotonergic modulation of dopamine measured with [11C]raclopride and PET in normal human subjects. *American Journal of Psychiatry, 154*(4), 490-496. doi:10.1176/ajp.154.4.490

Snyder, S., & Largent, B. I. (1989). Mechanizmy receptorowe w działaniu leków przeciwpsychotycznych: Skupienie się na receptorach sigma.

The Journal of Neuropsychiatry and Clinical Neurosciences, 1(1), 7-15. doi:10.1176/jnp.1.1.7

Snyder, S. H. (2008). *Nauka i psychiatria: Przełomowe odkrycia w dziedzinie neuronauki molekularnej* (s. 247). Washington, DC: American Psychiatric Pub.

29. Stabenau, J. R., Creveling, C. R., & Daly, J. (1970). Różowa plama, 3,4-di-metoksyfenyloetyloamina, herbata pospolita i schizofrenia. *American Journal of Psychiatry, 127*, 611-616.

Stone, A. A. (1991). Dr. Stone odpowiada. *American Journal of Psychiatry Review of Freud's Three Essays on the Theory of Sexuality, 148*(1), 145-146. doi:10.1176/ajp.148.1.145

37. Symonds, L. L., Olichney, J. M., Jernigan, T. L., Corey-Bloom, J., Healy, J. F., & Jeste, B. V. (1997). Lack of clinically significant gross structural abnormalities in MRI of older patients with schizophrenia and related psychoses. *The Journal of Neuropsychiatry and Clinical Neurosciences, 19*(2), 140-44.

Tousk, V. (1933). O pochodzeniu wpływającej maszyny w Schizofrenii. Kwartalnik *psychoanalityczny*. doi:10.1192/bjp.80.329.441-c

1. Co to jest genom? - Genetics Home Reference. (n.d.). Odebrane z https://ghr.nlm.nih.gov/primer/hgp/genome.

40. Wright, I. C., Rabe-Hesketh, S., Woodruff, P. W., David, A. S., Murray, R. M., & Bullmore, E. T. (2000). Meta-Analizy Regionalnych Tomów Mózgu w Schizofrenii. *American Journal of Psychiatry, 157*(1), 1-25. doi:10.1176/ajp.157.1.16

47. Amerykańskie Stowarzyszenie Psychiatryczne (2013). *Podręcznik diagnostyki i statystyki zaburzeń psychicznych: DSM-5*. (2013). Arlington, VA: Amerykańskie Stowarzyszenie Psychiatryczne.

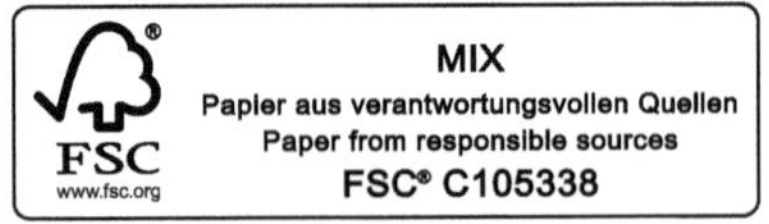

Printed by Books on Demand GmbH, Norderstedt / Germany